Keon-Cheol Lee
In-Rae Cho

Prostatite crónica do adolescente/ síndrome da dor pélvica crónica

Keon-Cheol Lee
In-Rae Cho

Prostatite crónica do adolescente/ síndrome da dor pélvica crónica

ScienciaScripts

Imprint

Cover image: www.ingimage.com

This book is a translation from the original published under ISBN 978-3-659-96688-0.

Publisher:
Sciencia Scripts
is a trademark of
Dodo Books Indian Ocean Ltd. and OmniScriptum S.R.L publishing group

120 High Road, East Finchley, London, N2 9ED, United Kingdom
Str. Armeneasca 28/1, office 1, Chisinau MD-2012, Republic of Moldova, Europe
Printed at: see last page
ISBN: 978-620-7-94949-6

Prefácio

Durante os estudos sobre a prostatite crónica do adolescente, começámos a refletir sobre o importante significado anatómico, fisiológico e psicológico desta doença crónica no período em que a maturação da próstata se desenvolve com o aumento hormonal para evocar a maturidade sexual secundária.

Quando a Lambert academic publishing recomenda a publicação de um livro sobre este assunto, gostaríamos de explicar em pormenor esta doença de um grupo etário especial. Mas, depois de escrever, confessamos que os nossos conhecimentos são demasiado escassos para explicar esta doença em pormenor. Sim, também é uma ovelha negra nos adolescentes. São necessários mais estudos para esclarecer os aspectos desconhecidos desta doença.

Agradecemos à Lamber academic publishing e à editora, Sra. Guberschi Stefana. E agradecemos a cortesia da revista Investigative and Clinical Urology, que é a revista oficial da Associação Urológica Coreana, pela permissão para citar parcialmente o nosso próprio artigo publicado nessa revista.

25 de setembro de 2017

Keon-Cheol Lee, MD, PhD.

Professor associado do Departamento de Urologia, Universidade de Inje, Hospital Ilsanpaik

In-Rae Cho, MD, PhD.

Professor do Departamento de Urologia, Universidade de Inje, Hospital Ilsanpaik

ÍNDICE DE CONTEÚDOS:

CAPÍTULO 1

I. Introdução

A prostatite crónica (PC) / síndrome da dor pélvica crónica (CPPS) é uma doença prostática muito comum antes dos 50 anos de idade e ocupa 8-14% das consultas de urologia. O impacto da prostatite crónica na qualidade de vida dos doentes é grave devido à sua dor pélvica crónica típica e aos sintomas miccionais que a acompanham.

Existem muitos estudos sobre PC/PCPS em doentes adultos, mas são raros os relatos sobre PC/PCPS em adolescentes. A razão para este facto pode ser a baixa incidência de PC/PCPS no período da adolescência. No entanto, um estudo comunitário recente revelou uma prevalência de 13,3% de sintomas semelhantes aos da PC em adolescentes do sexo masculino. Embora os estudos anteriores sejam um pouco inferiores aos deste estudo, as prevalências foram tão elevadas como 2,0 - 8,3%.

É claro que a prevalência na comunidade é diferente da dos doentes do departamento de urologia e os sintomas semelhantes aos da PC podem incluir muitas outras perturbações para além da própria PC/PCS. No entanto, temos de refletir sobre a possibilidade de subestimação da PC/PCPS e do seu importante significado durante o período da adolescência.

Durante a puberdade, a função reprodutora da próstata torna-se ativa e as secreções da próstata contribuem para a maior parte do sémen. A próstata mantém um crescimento lento na pré-puberdade e depois cresce rapidamente durante o período da adolescência devido ao aumento pubertário da testosterona sérica.

A inflamação durante este período de mudanças rápidas pode ter um impacto prejudicial no processo fisiológico normal da próstata e a adolescência é conhecida como um período crítico para o desenvolvimento mental, social e emocional. O estudo da CP/CPPS na adolescência pode ser valioso por estas razões.

Outra questão é se existe alguma diferença em relação aos doentes adultos com PC/PCPS. Um relatório sobre a PC/PCPS durante a puberdade mostrou que a perturbação predominante do pavimento pélvico e o biofeedback foram eficazes no controlo dos sintomas em doentes adolescentes. Os autores referem que a maioria das CP/CPPS púberes apresentava a categoria III-B e que a perturbação do esvaziamento era o sintoma dominante, o que é diferente das situações clínicas em que predomina a dor e da distribuição uniforme das categorias III-A (síndrome de dor pélvica crónica inflamatória) e III-B (síndrome de dor pélvica crónica não inflamatória) das CP/CPPS adultas. Neste livro, tentámos analisar as caraterísticas clínicas dos doentes com PC/PCPS adolescentes em comparação com os doentes adultos jovens para investigar estas questões. Antes de discutir a PC/PCPS do adolescente, explicaremos os conceitos gerais da PC/PCPS, pois consideramos que a PC/PCPS do adolescente é um subgrupo especial da PC/PCPS geral.

CAPÍTULO 2

II. Conceito geral de PC/CPPS

O que é CP/CPPS?

A prostatite crónica (PC) é a inflamação crónica da próstata com dor pélvica crónica típica de várias áreas. A duração da dor deve ser de, pelo menos, três meses durante os últimos seis meses. As várias localizações da dor pélvica não têm lesões em si e é um tipo de dor referida que é explicada pela teoria da porta da dor. A causa ou origem da dor referida é a próstata e a inflamação da próstata é o início da cascata. No entanto, em alguns tipos de prostatite crónica, não há inflamação nas secreções prostáticas, o que é diferente do significado de prostatite no dicionário, o que nos faz confundir na definição. A disfunção dos músculos do pavimento pélvico parece desempenhar o papel principal dos mecanismos nestes doentes. A síndrome da dor pélvica crónica (CPPS) é adoptada para explicar estas situações complexas de definição desta doença e CP/CPPS é habitualmente utilizada para designar esta doença.

A CP/CPPS é uma doença muito comum com uma taxa de prevalência de 5% - 9% em adultos e constitui 25% das consultas externas de urologia. O sofrimento dos doentes com CP/CPPS é grave e conhecido por ser semelhante ao de um enfarte do miocárdio recente, angina instável ou doença de Crohn ativa, que é uma forma crónica grave de inflamação intestinal.

A natureza crónica, frequentemente recorrente e por vezes refractária desta doença causa angústia tanto aos urologistas como aos doentes. Embora tenham sido efectuados muitos estudos sobre esta doença, muitos aspectos da PC/CPPS são ainda desconhecidos em termos de fisiopatologia e tratamento. Por isso, Stamey chamou à prostatite crónica "um caixote do lixo da ignorância clínica" e Nickel chamou a esta doença "a ovelha negra da família das doenças da próstata". Estas alcunhas explicam bem a dificuldade dos urologistas em tratar os doentes refractários de PC/CPPS.

A etiologia da PC/CPPS é desconhecida, mas as possibilidades incluem causas infecciosas, auto-imunes, neurológicas, endócrinas e psicológicas. Historicamente, pensa-se que a causa da prostatite seja o resultado de traumas perineais recorrentes de equitação ou ejaculação excessiva no século XIX. O conceito de causa infecciosa foi introduzido no século XX e o gonococo foi considerado como o organismo causador em 1920-1930. Na década de 1950, foram introduzidos factores não bacteriológicos e o nome de prostatodinia foi utilizado pela primeira vez em 1978 por Drach. Desde então, iniciou-se uma nova era de concentração nos factores não-inflamatórios desta doença. Naturalmente, em alguns doentes com prostatite, a causa são os microrganismos e *a Esherichia coli* é o agente patogénico mais comum nestes doentes. A prostatite aguda e a prostatite bacteriana crónica são este tipo de prostatite e outros agentes patogénicos são *Pseudomonas aeruginosa, Streptococcus faecalis* e algumas bactérias gram positivas. Há debates sobre o papel da flora normal da uretra porque a cultura da secreção prostática e do sémen pode ser contaminada por esta flora uretral. O diagnóstico laboratorial recente de biologia molecular, utilizando reacções em cadeia da polimerase, também suscita debates quanto à possibilidade de detetar agentes patogénicos já mortos ou flora normal. A causa da CPPS não é conhecida, mas são sugeridos como possíveis mecanismos de fisiopatologia: autoimune, refluxo de urina para os canais prostáticos, vírus, mialgia tensional dos músculos do pavimento pélvico e disfunção do colo da bexiga ou da uretra prostática.

Parece haver alguma correlação entre a PC/CPPS e a cistite intersticial. Num relatório, 58% dos doentes com PC/CPPS têm também cistite intersticial combinada e existe a possibilidade de terem a mesma fisiopatologia. As duas doenças podem ser a mesma doença e ambas apresentam sintomas psicológicos elevados semelhantes. Na CP/CPPS, é comum existirem sintomas psicológicos de depressão e ansiedade e estes sintomas psicológicos podem ser secundários à CP/CPPS ou estar envolvidos desde o início da fisiopatologia.

Classificação da PC/CPPS

Entre os vários sistemas de classificação da PC/CPPS, a classificação NIH (National Institutes of Health), publicada em 1995, é a mais utilizada. Nesta classificação, a categoria I é a prostatite bacteriana aguda, a categoria II é a prostatite bacteriana crónica, a categoria III é a prostatite crónica não bacteriana/síndrome de dor pélvica crónica e a categoria IV é a prostatite inflamatória assintomática. A categoria III é subclassificada como III-a e III-b. A categoria III-a é a síndrome da dor pélvica crónica inflamatória e a categoria III-b é a síndrome da dor pélvica crónica não inflamatória. Os patologistas utilizavam outras classificações baseadas nos achados patológicos da lesão anatómica e nos padrões ou gravidade da inflamação microscópica. Mas, atualmente, o sistema de classificação NIH é o único popular utilizado clinicamente.

A prostatite bacteriana aguda é clinicamente muito diferente de outros tipos de prostatite. Tem uma evolução febril aguda grave, que normalmente requer tratamento hospitalar. Durante este período, o doente pode sentir dificuldade em urinar, frequentemente aliviada pela drenagem do cateter de cistostomia suprapúbica. No entanto, com antibióticos e hidratação e tratamento de apoio, os doentes recuperam completamente da evolução aguda, embora alguns doentes possam sofrer de prostatite crónica.

Tabela 1. Classificação NIH da prostatite

Category I. Acute bacterial prostatitis
Acute infection of prostate gland
Category II. Chronic bacterial prostatitis
Recurrent urinary tract infection
Category III. Chronic non-bacterial prostatitis/chronic pelvic pain syndrome
Discomfort or pain in the various pelvic regions with variable voiding and sexual symptoms
III-a. Inflammatory chronic pelvic pain syndrome
Inflammatory cells in semen/prostatic secretions/VB3

III-b. Non-inflammatory chronic pelvic pain syndrome
No inflammatory cells in semen/prostatic secretions/VB3
Category IV. Asymptomatic inflammatory prostatitis
No symptoms despite of inflammation in semen/prostatic secretions/VB3/biopsy

VB3: bexiga esvaziada 3, urina após massagem prostática

A prostatite bacteriana crónica pode aparecer como uretrite recorrente porque os organismos criptografados na próstata são repetidamente emitidos para a uretra, causando inflamação da mesma. Na clínica, a uretrite recorrente de doentes do sexo masculino pode fazer supor uma possível prostatite bacteriana crónica.

Clinicamente, a categoria III é o tipo mais comum e a maioria dos doentes que visitam o departamento de urologia são classificados como este tipo de prostatite. O doente queixa-se de desconforto ou dor nas várias regiões pélvicas. O local mais comum de dor é o períneo (entre o ânus e o escroto) e outros locais são os testículos, o pénis, a zona púbica, o perianus, a parte interna da coxa e até a parte inferior das costas. Em especial, a dor ou o desconforto relacionados com a ejaculação são específicos dos sintomas da prostatite crónica.

A dor ejaculatória pode ocorrer durante o clímax (ejaculação) ou após a ejaculação. O canal ejaculatório que emite o sémen para a uretra está localizado no interior da próstata e a urina flui através do centro da próstata, o que explica porque é que a disfunção urinária e ejaculatória se desenvolve frequentemente nas doenças da próstata. Os doentes da categoria III podem também queixar-se de sintomas miccionais ou de disfunção sexual, em diferentes graus.

Em alguns doentes da categoria III (III-a), pode observar-se inflamação no sémen, na secreção prostática expressa (EPS) ou na urina pós-massagem prostática (VB3). Nos doentes da categoria III-b, não se observa inflamação, mas os sintomas são os mesmos dos doentes da categoria III-a. As evoluções clínicas das categorias III-a e III-b são semelhantes e as respostas aos tratamentos também são normalmente as mesmas. Por isso, há uma tendência para pensar que não é necessário dividir as categorias III-a e III-b em termos de tratamento, mas apenas para efeitos de divisão categórica. Na realidade, a massagem prostática repetida com intervalos de tempo durante o acompanhamento ambulatório revela frequentemente a conversão de III-a (inflamatória) em III-b (não inflamatória). Entre as formas crónicas de prostatite crónica, a prostatite bacteriana crónica corresponde a cerca de 5%, a III-a a cerca de 64% e a III-b a cerca de 31%.

A categoria IV CP/CPPS é uma inflamação assintomática da próstata. Estes doentes têm inflamação presente no sémen, na massagem prostática expressa, na urina pós-massagem e na biopsia da próstata. Após a utilização do PSA (antigénio específico da próstata) para a deteção precoce do cancro da próstata, a biópsia da próstata aumentou e a inflamação prostática encontrada incidentalmente também aumentou. Normalmente, os CP/CPPS de categoria IV não necessitam de tratamento, mas nalguns doentes o tratamento pode ser necessário para determinados fins. Nos homens inférteis com inflamação prostática, o tratamento pode ser efectuado para melhorar a qualidade do sémen, a motilidade dos espermatozóides ou por outros motivos. Nos doentes com PSA elevado e inflamação prostática, pode tentar-se normalizar o efeito do PSA do tratamento da inflamação prostática para evitar uma biopsia desnecessária da próstata, mas deve ter-se cuidado com a possibilidade de cancro da próstata. Embora a inflamação aguda da próstata seja referida como condição necessária para aumentar o PSA, a inflamação crónica subclínica também tem a possibilidade de aumentar o PSA e este conceito é amplamente aceite por muitos urologistas. A interessante associação entre a inflamação da próstata e o desenvolvimento do cancro foi estudada, mas ainda não se chegou a uma conclusão definitiva. Atualmente, pensa-se geralmente que o cancro da próstata e a prostatite são diferentes desde o início e que a prostatite não resulta em cancro.

NIH-CPSI (Instituto Nacional de Saúde - Índice de Sintomas de Prostatite Crónica)

A avaliação dos sintomas dos doentes com PC/CPPS é efectuada através da entrevista individual dos doentes com os médicos. A recolha da história clínica e o exame físico são muito importantes nesta doença, bem como noutras doenças. Para além da avaliação individual feita em conversa com os doentes, é habitualmente utilizado um questionário auto-administrado específico na PC/PCPS. Desses questionários, o NIH-CPSI é o instrumento de avaliação validado mais utilizado. O NIH-CPSI é composto por 3 domínios: dor, sintomas urinários e impacto na qualidade de vida. Tem 9 perguntas, sendo as perguntas 1, 2, 3 e 4 relativas ao domínio da dor ou do desconforto. As perguntas 5 e 6 correspondem ao domínio dos sintomas urinários. As perguntas 7, 8 e 9 correspondem ao impacto dos sintomas e ao domínio da qualidade de vida. A pergunta 1 refere-se à dor ou ao desconforto na zona entre o reto (períneo) e os testículos, nos testículos, na ponta do pénis (não relacionada com a micção) e abaixo da cintura (zona púbica ou da bexiga) durante a última semana. Estas zonas são locais de dor muito comuns na PC/PCPS e a presença de dor ou desconforto em cada zona é pontuada com 1 ponto, respetivamente. A pergunta número 2 refere-se à experiência de dor ou ardor durante a micção, durante ou após o clímax sexual (ejaculação). A dor ou o ardor durante a micção também podem surgir em caso de infeção sexualmente transmissível ou de infeção do trato urinário, pelo que devemos ser cautelosos na interpretação destes doentes. A pergunta número 3 é a frequência da dor ou do desconforto em qualquer uma destas áreas durante a última semana. A escolha de respostas varia entre nunca e sempre e esta escala de Likert tem uma pontuação de 0 (nunca) a 5 (sempre). A pergunta número 4 é a gravidade da dor ou do desconforto médio nos dias de sintomas durante a última semana. A escala de Likert vai de 0 (sem dor) a 10 (dor tão forte quanto se possa imaginar). A pergunta número 5 refere-se à sensação de não esvaziar completamente a bexiga depois de terminar a micção durante a última semana e a resposta é também uma escala de Likert de 0 (nem por sombras) a 5 (quase sempre). A pergunta número 6 é sobre a frequência urinária inferior a duas horas após terminar a micção durante a última semana e a resposta é também uma escala de Likert de 0 (de modo nenhum) a 5 (quase sempre). A pergunta número 7 é sobre o quanto os sintomas impediram o doente de fazer o tipo de coisas que habitualmente faz durante a última semana e a resposta é de 0 (nenhum) a 3 (muito). A pergunta número 8 é sobre o quanto o doente pensou nos seus sintomas durante a última semana e as respostas vão de 0 (nenhum) a 3 (muito). A pergunta número 9 é a avaliação total da qualidade de vida. Se o doente passasse o resto da sua vida com os sintomas tal como foram durante a última semana, como se sentiria em relação a isso? A resposta é 0 (satisfeito), 1 (satisfeito), 2 (maioritariamente satisfeito), 3 (misto de satisfeito e insatisfeito), 4 (maioritariamente insatisfeito), 5 (infeliz) e 6 (péssimo). As pontuações da dor ou do desconforto podem variar entre 0 e 21 e mais de 4 pontuações são definidas como sintomas mais do que ligeiros e mais de 8 são definidas como sintomas mais do que moderados. As pontuações dos sintomas urinários podem variar de 0 a 10. As pontuações do impacto na qualidade de vida podem variar entre 0 e 12. O NIH-CPSI foi anunciado pela CPCRN (rede de investigação colaborativa sobre prostatite crónica) em 1999 e é amplamente utilizado para fins de estudos clínicos e académicos. Também é útil como instrumento de acompanhamento dos doentes com PC/PCPS para avaliar a melhoria dos sintomas, mas existem algumas críticas. Em primeiro lugar, os sujeitos dos estudos iniciais que utilizaram o NIH-CPSI estavam confinados a uma população branca, com um estatuto socioeconómico elevado e com um nível de instrução elevado, sendo difícil adaptá-lo diretamente à população em geral. Em segundo lugar, não há comentários sobre a função sexual em doentes jovens sexualmente activos. Por último, existe a preocupação de não haver correlação entre as pontuações totais e as pontuações de cada domínio. Dos três domínios, o domínio do impacto da qualidade de vida é o mais importante. No entanto, apesar destas limitações, o NIH-CPSI tem sido amplamente utilizado e é agora aceite como o único instrumento certificado de avaliação objetiva e útil da PC/CPPS.

Gestão de PC/CPPS

O tratamento da prostatite aguda e da prostatite bacteriana crónica é definitivo e são utilizados antibióticos com resultados positivos. No entanto, o tratamento da PC/CPPS (prostatite não bacteriana) é empírico e limitado pela falta de ensaios clínicos aleatórios e controlados por placebo. Os antimicrobianos são normalmente utilizados para tratar doentes com CP/CPPS. A justificação para a utilização de antibióticos na prostatite não bacteriana é a de que haveria alguns microrganismos não detectados no desenvolvimento da PC/PCPS. Na prostatite aguda, todos os antibióticos podem penetrar no tecido prostático inflamado, mas na prostatite crónica, apenas os antibióticos da família das quinolonas têm uma capacidade de penetração adequada através da cápsula da próstata. Outros fármacos frequentemente utilizados incluem antagonistas dos receptores O-adreno, anti-inflamatórios, antidepressivos tricíclicos e agentes anticolinérgicos. A terapia de primeira linha de três As é constituída por antibióticos, alfa-bloqueadores e agentes anti-inflamatórios. O bloqueador alfa é um tipo de fármaco que bloqueia os receptores alfa adrenérgicos da próstata, o que resulta no relaxamento da constrição prostática e exerce também muitas outras acções. O bloqueador alfa potencia a eficácia do tratamento com antibióticos e tem algum papel na prevenção da recorrência. O conceito de inflamação neurogénica na fisiopatologia da PC/CPPS também confere ao alfa-bloqueador um papel importante no bloqueio da via patológica nervosa.

A terapia de segunda linha da PC/CPPS é composta por fisioterapia, terapia de calor por micro-ondas e fitoterapia. A fitoterapia na CP/CPPS tem um baixo risco de efeitos secundários com eficácia indeterminada. Os mecanismos possíveis são a ativação do sistema imunitário, o efeito anti-inflamatório, a atividade analgésica ou as acções antiespasmódicas. Os mais utilizados são o saw palmetto, o Dong Quai, o allium sativum, o pygeum e os extractos de pólen. A fisioterapia para o pavimento pélvico pode ser utilizada sob a forma de biofeedback, estimulação eléctrica e estimulação extracorporal da cadeira magnética e tem demonstrado alguma eficácia no controlo dos sintomas, mas tem como ponto fraco a recorrência após a interrupção do tratamento. Outros esforços para mudar hábitos indesejáveis devem ser combinados. Os doentes devem evitar a compressão perineal e a condição traumática ao andar a cavalo e recomenda-se um banho de assento quente a todos os doentes com CP/CPPS. A retenção da ejaculação durante o clímax deve ser evitada e a drenagem frequente das secreções prostáticas inflamadas pode ter um papel aditivo. Os alimentos e bebidas irritantes, o álcool ou o café agravam habitualmente os sintomas de CP/CPPS e devem também ser evitados.

A terapêutica de terceira linha é a finasterida e o polissulfato de pentosano. A finasterida bloqueia a conversão da testosterona em dihidrotestosterona, resultando na contração da próstata. O polissulfato de pentosano actua na cicatrização do revestimento interno da bexiga e também é utilizado na CP/CPPS.

Além disso, os procedimentos minimamente invasivos são considerados em doentes com PC/CPPS e é possível tratar doentes intratáveis com tratamento invasivo. No entanto, as ferramentas cirúrgicas têm um papel limitado no tratamento da PC/CPPS.

Embora tenham sido feitos muitos progressos na terapêutica, não existe um tratamento específico para os doentes com PC/CPPS. Se o conceito de inflamação neurogénica com dor for resolvido, é possível tratar os doentes com PC/CPPS no futuro.

CAPÍTULO 3

III. Adolescente CP/CPPS

Sintomas semelhantes aos da CP (prostatite crónica)

Existe uma discrepância entre a elevada prevalência de sintomas semelhantes aos da PC num estudo comunitário e o número muito reduzido de doentes com PC/PCS no serviço de ambulatório de urologia durante a adolescência. Tripp DAet al. relataram uma prevalência de 8,3% de, pelo menos, sintomas ligeiros semelhantes aos da PC em 264 adolescentes canadianos com idades compreendidas entre os 16 e os 19 anos. Referiram que a prevalência de sintomas moderados a graves semelhantes aos da PC era de 3%. Nos homens africanos com idades compreendidas entre os 16 e os 19 anos, a prevalência de sintomas semelhantes à PC, pelo menos ligeiros, foi um pouco mais elevada (13,3%) e a taxa de sintomas semelhantes à PC moderados a graves foi de 5,4%. Se a pontuação total da dor no NIH-CPSI fosse superior a 4 e o doente apresentasse dor ou desconforto perineal ou ejaculatório, considerava-se que os sintomas semelhantes aos da PC eram ligeiros. Os sintomas moderados a graves semelhantes aos da PC foram definidos como uma pontuação total de dor NIH-CPSI superior a 8 e a presença de dor ou desconforto perineal ou ejaculatório. Neste estudo epidemiológico de inquérito comunitário, existem dois requisitos para assumir sintomas do tipo CP. Um deles é a presença de dor ou desconforto perineal ou ejaculatório e o outro é a pontuação no domínio da dor do NIH-CPSI superior a 4, com uma gama possível de pontuações de dor de 0-21. O períneo é o local de dor mais comum nos doentes com PC/PCPS e a dor relacionada com a ejaculação é específica dos doentes com PC/PCPS. O estudo canadiano sobre sintomas semelhantes aos da PC em adolescentes, realizado por Tripp DA et al., é um bom artigo de referência a utilizar e existem poucos estudos que abordem os sintomas semelhantes aos da PC em pormenor, tal como esse artigo. Nesse estudo, 25,4% referiram um ou mais locais de dor e a taxa de queixas num local de dor foi de 15,5%. A taxa de dois ou mais locais de dor foi de 9,9% e, nesse artigo, não foi mencionado o local da dor em pormenor. Normalmente, a dor perineal é muito comum, embora no nosso estudo a dor testicular tenha sido a mais comum.

A frequência da dor nos sintomas do tipo CP do estudo comunitário mostrou que 65,5% não tinham qualquer dor e 28,8% dos indivíduos raramente a sentiam durante a última semana antes do questionário. Entre os indivíduos, 4,9% tinham dor pélvica por vezes, 0,4% tinham dor frequentemente e 0,4% tinham dor habitualmente. Em termos de gravidade da dor, 9,5% dos indivíduos queixaram-se de dor mais do que ligeira, definida como mais de 8 na escala de dor NIH-CPSI e, após a exclusão dos indivíduos sem dor perineal ou ejaculatória, a percentagem final de sintomas semelhantes à CP de gravidade pelo menos ligeira foi de 8,3%.

A pergunta 2-a do NIH-CPSI é sobre a presença de dor ou ardor ao urinar. A pergunta poderia implicar a possibilidade de infeção sexualmente transmissível, por isso, ao excluir a pergunta do cálculo torna mais correta a análise dos sintomas tipo CP não por infeção sexual. Ao adaptar esse processo de exclusão, a taxa de sintomas semelhantes à PC, pelo menos leves, caiu de 8,3% para 6,8%. E a taxa de sintomas semelhantes a PC mais do que moderados, definidos como mais de 8 na pontuação de dor NIH-CPSI e a presença de dor ou desconforto perineal ou ejaculatório, com exclusão de possíveis casos de infeção sexualmente transmissível, caiu de 3% para 1,9% após o ajuste da pergunta 2-a.

Os doentes com PC/CPPS queixam-se frequentemente de sintomas urinários. No estudo dos sintomas semelhantes aos da PC, também foram registados sintomas urinários. Dos indivíduos, 4,2% tinham dificuldade em esvaziar completamente a bexiga durante a micção em mais de metade das vezes e 0,8% sentiam esta sensação em todas as ocasiões. Nos homens, a dificuldade em esvaziar a bexiga resulta normalmente de uma hipertrofia benigna da próstata que se manifesta a partir dos quarenta anos de idade e, antes desta idade, a dificuldade em esvaziar a bexiga não é frequente. A dificuldade em urinar nos homens jovens resulta de uma disfunção da bexiga ou de uma prostatite crónica. A prostatite crónica pode provocar o estreitamento da uretra prostática através da contração do componente muscular da próstata devido ao efeito inflamatório irritativo. Mas a prostatite crónica também pode provocar sintomas de irritação da bexiga, porque o trígono da bexiga é densamente inervado e a próstata está localizada por baixo do trígono. Nos sintomas irritativos da bexiga provocados pela prostatite crónica, os doentes podem ter a sensação de enchimento, embora a bexiga não esteja realmente cheia. Nesta situação, o doente pode sentir dificuldade em urinar para esvaziar a bexiga não cheia. Em suma, a dificuldade em urinar na prostatite crónica pode ser o resultado de duas situações diferentes, ou seja, o estreitamento real da uretra prostática ou a sobre-sensibilização irritativa da bexiga.

No estudo dos sintomas semelhantes aos da PC, 15,5% dos indivíduos tiveram de urinar no espaço de 2 horas menos de metade das vezes na última semana antes do questionário e 8,8% dos indivíduos tiveram de urinar no espaço de 2 horas entre cerca de metade das vezes e quase sempre.

É sabido que a PC/PCPS tem um impacto grave na qualidade de vida. No estudo dos sintomas semelhantes aos da PC, 9,8% dos indivíduos referiram apenas um pouco de dificuldade em realizar as actividades diárias devido aos sintomas ou pensaram nos sintomas, 6,4% dos indivíduos referiram alguma interferência nessas actividades ou pensaram nos sintomas e 1,5% dos indivíduos referiram muita dificuldade durante a última semana antes do questionário. Os sintomas semelhantes aos da PC estão relacionados com depressão e diminuição da qualidade de vida. Pode resultar em catastrofização, que é um padrão de pensamento defeituoso em que o pior cenário existe apenas na imaginação. A catastrofização da dor pode ser definida como a tendência para descrever uma experiência de dor em termos mais exagerados do que a média das pessoas, para ruminar mais sobre ela e para se sentir mais impotente em relação a essa experiência. Na PC/CPPS ou em sintomas semelhantes à PC, a catastrofização pode agravar a qualidade de vida e devastar o sofrimento psicológico do doente. Um aconselhamento adequado pode atenuar este ciclo vicioso, tranquilizando os doentes. No inquérito sobre sintomas semelhantes aos da PC, a dor foi associada a sintomas urinários, diminuição da qualidade de vida, humor depressivo e mais catastrofização. Os sintomas urinários também foram associados à diminuição da qualidade de vida,

humor depressivo e mais catastrofização. E a diminuição da qualidade de vida foi associada ao humor depressivo e à catastrofização. Assim, os sintomas semelhantes aos da PC, após a exclusão dos casos de IST, são comparáveis aos da PC/CPPS em termos de caraterísticas clínicas e em muitos parâmetros. Tendo em conta o número muito baixo de visitas ao serviço de urologia por parte de doentes adolescentes com CP/CPPS, os sintomas semelhantes aos da CP, após o ajustamento de possíveis factores de enviesamento, podem ser utilizados como modelo de estudo da CP/CPPS adolescente.

Naturalmente, os sintomas semelhantes aos da PC não podem ser traduzidos como PC/PCS e várias doenças podem imitar os sintomas da PC/PCS. Uma grande percentagem de sintomas semelhantes aos da PC não é, de facto, PC/CPPS, mas sim outras doenças.

Como já foi referido, os dados de inquéritos comunitários podem conter casos de infecções urinárias ou de IST (infecções sexualmente transmissíveis) que podem manifestar-se como sintomas semelhantes aos da PC. Noutro inquérito sobre sintomas semelhantes aos da PC em homens africanos, após a remoção do item da pergunta relacionado com essa possibilidade, a prevalência de sintomas semelhantes aos da PC diminuiu de 13,3% para 9% para sintomas semelhantes aos da PC ligeira e de 5,4% para 2,4% para sintomas semelhantes aos da PC moderada a grave.

Para além da infeção urinária ou sexualmente transmissível, outras condições podem também aumentar a prevalência de sintomas semelhantes aos da PC não causados pela própria PC/PCS.

No entanto, pode haver uma possibilidade de subestimação da prevalência de adolescentes

CP/CPPS e não é tão raro como se pensava anteriormente. Embora o número de consultas no serviço de urologia de adolescentes devido a PC/PCS seja muito baixo em comparação com a população adulta, tal pode ser resultado do desconhecimento dos sintomas. Os adolescentes têm muito mais dificuldade em aceder ao hospital devido a CP/CPPS, porque têm de explicar aos pais as razões para irem ao hospital, mas a CP/CPPS não é definitiva na imagiologia radiológica ou não é suficientemente aguda para cancelar as aulas, mas é um desconforto crónico.

Visão geral da PC/CPPS na adolescência

A PC/CPPS é uma doença incómoda e normalmente difícil de gerir. Na primeira consulta, os doentes esperam ficar livres da doença apenas após um tratamento de curta duração, como uma simples infeção do trato urinário. É necessário explicar durante muito tempo e tranquilizar repetidamente os doentes e a natureza crónica recorrente dos sintomas devasta a qualidade de vida dos doentes. Sabe-se que a PC/PCPS está correlacionada com problemas psiquiátricos ou psicológicos, embora não se conheça a causalidade entre as duas condições. O estado psicológico pode afetar a qualidade de vida dos doentes com CP/CPPS e vice-versa. O período da adolescência está a mudar rapidamente, não só física mas também mentalmente, e é também um período psicologicamente vulnerável. A carga psicológica causada pela PC/CPPS crónica incómoda pode ser muito mais grave do que a dos doentes adultos com PC/CPPS.

No nosso estudo recente, as pontuações totais do NIH-CPSI no grupo de adolescentes foram elevadas (22,2), revelando que a PC/CPPS é devastadora, tal como nos doentes adultos, e as pontuações de cada domínio foram distribuídas uniformemente. Quando comparados com os doentes adultos jovens, verificou-se uma pontuação relativamente elevada nos domínios dos sintomas miccionais, embora não fosse estatisticamente insignificante. Pensamos que o pequeno número de doentes adolescentes no nosso estudo pode ser a causa da incapacidade de obter a significância estatística de sintomas miccionais mais elevados na PC/PCPS dos adolescentes. Outro estudo que lidou com doentes adolescentes com PC/PCPS também relatou um predomínio de problemas de micção e pensaram que os distúrbios do pavimento pélvico são a causa dos sintomas na PC/PCPS adolescente, que melhoram com a terapia de biofeedback direcionada para o pavimento pélvico. Mas, no inquérito comunitário sobre sintomas semelhantes aos da PC durante a adolescência, não foi encontrada a tendência para sintomas miccionais proeminentes.

Os resultados do nosso estudo sobre a PC/PCPS na adolescência não revelaram qualquer tendência ou diferença na pontuação da dor e na pontuação da qualidade de vida entre o grupo de adolescentes e o grupo de adultos jovens. A gravidade da dor em si parece semelhante, mas devido à vulnerabilidade específica do período da adolescência, anteriormente mencionada, o impacto psicológico pode ser maior nos doentes adolescentes com PC/PCPS. Esta poderá ser a razão pela qual a abordagem multifatorial que envolve a avaliação psicológica parece justificar-se na análise da PC/PCPS dos adolescentes.

Muitas doenças que apresentam sintomas crónicos têm uma discrepância entre a prevalência relativamente elevada do inquérito comunitário e a baixa taxa de visitas reais ao hospital devido à doença. No entanto, as raras visitas de doentes adolescentes com PC/CPPS levam-nos a refletir sobre a razão. Poderá dever-se à especificidade do período da adolescência, bem como ao desconhecimento ou à incompreensão da PC/PCPS.

Na subclassificação da CPPS do nosso estudo, a proporção de CPPS não inflamatória (categoria III-B) foi maior no grupo de adolescentes (55%) do que no grupo de adultos jovens (44%). Embora a classificação inflamatória ou não inflamatória não seja tão fácil e a mudança para outra classe durante o acompanhamento ou a massagem prostática repetida não seja rara, a proporção de CP/CPPS não inflamatória é geralmente maior ou pelo menos igual. No nosso estudo de CP/CPPS em adolescentes, o grupo de adolescentes apresentou uma classe não inflamatória mais elevada em comparação com o grupo de adultos jovens, o que é consistente com outros estudos anteriores. Yuan et al relataram a categoria III-B como subtipo dominante na PC/PCPS durante a puberdade e, em seu estudo, os sintomas miccionais foram os sintomas predominantes. Tendo em conta o número muito reduzido de consultas de CP/CPPS de adolescentes no serviço de urologia, pensamos que é difícil avaliar a verdadeira distribuição das subclasses.

Embora não tenhamos examinado parâmetros psicológicos no nosso estudo de adolescentes com PC/CPPS, a avaliação psicodinâmica é importante nos doentes adolescentes com PC/CPPS.

O estudo da PC/PCPS na adolescência é difícil devido ao pequeno número de doentes que se deslocam ao hospital, o que é muito diferente dos casos dos adultos, uma vez que a PC/PCPS dos adultos é a principal causa de consultas externas de urologia. Só foi possível recolher 20 doentes durante o período de estudo de sete anos, o que representa as raras visitas de doentes adolescentes com CP/CPPS ao hospital.

Causas

Tal como no CPPS do tipo adulto, as causas exactas são ainda desconhecidas. Mas, podemos supor os possíveis mecanismos. A primeira hipótese é o refluxo da urina. Os adolescentes podem reter a urina por várias razões, como as aulas na escola ou a realização de actividades interessantes, e reter a urina significa uma forte contração do esfíncter uretral externo, localizado distalmente à próstata. A elevada pressão intra-uretral resultante no interior da próstata pode provocar o refluxo da urina para as várias aberturas prostáticas em direção à zona periférica da próstata, que é o local de desenvolvimento da prostatite crónica. Este refluxo repetido para a zona periférica da próstata pode evocar uma inflamação química da área e a cascata para a prostatite crónica continua. Neste caso, o teste microbiológico não revela anomalias porque a inflamação química não está relacionada com microrganismos, embora se possa observar um aumento das células inflamatórias, como os glóbulos brancos, na massagem prostática expressa. Há quem diga que a masturbação frequente durante o período da adolescência pode causar sintomas de prostatite crónica. A base teórica para este pensamento é a congestão repetida da próstata que ocorre durante a masturbação. No entanto, não existem provas científicas de que a masturbação frequente provoque sintomas de prostatite crónica. A retenção da ejaculação durante o orgasmo é utilizada para o tratamento da ejaculação precoce desde a Índia antiga e este hábito de retenção pode causar disfunção dos sintomas sexuais ou miccionais e até resultar na síndrome da dor pélvica crónica. Os microrganismos podem provocar prostatite crónica, mas não sabemos quais os microrganismos que têm um significado importante no desenvolvimento da prostatite, porque existem muitos organismos cultivados incidentalmente que não têm relevância clínica. Esta situação é a mesma com a CPPS do tipo adulto, mas em doentes com CPPS do tipo adolescente, antes de diagnosticar CPPS, têm de ser feitas avaliações exaustivas que excluam as infecções sexualmente transmissíveis (IST), porque as IST podem imitar a CPPS.

Sintomas

Apresentamos de seguida o resultado do nosso recente estudo sobre as caraterísticas da PC/PCPS dos adolescentes.

Tabela 1. Comparações de parâmetros clínicos entre pacientes adolescentes e adultos jovens com PC/CPPS.

	Adolescent CP/CPPS(N=20)	Young adult CP/CPPS(N=120)	P-value
Age(Yrs)	16.5±2.0	32.8±5.0	0.000
PSA(ng/mL)	0.65±0.39	1.22±0.48	0.014
Prostate size(gm)	12.4±4.4	21.0±4.9	0.000

NIH-CPSI	Pain	9.2±5.2	9.1±4.5	0.974
	Voiding	5.5±3.5	4.4±3.0	0.188
	QoL	7.5±3.2	7.4±2.8	0.877
	Total	22.2±8.1	20.6±8.4	0.513

CP/CPPS: prostatite crónica/síndrome de dor pélvica crónica, PSA: antigénio específico da próstata NIH-CPSI: índice de sintomas de prostatite crónica do instituto nacional de saúde

QoL: qualidade de vida

A CP/CPPS tem dor pélvica crónica típica e sintomas miccionais associados. O local da dor é muito variável e os sintomas urinários são normalmente sintomas de armazenamento expressos como sintomas de irritação. O local mais comum de dor é o períneo, que é a área entre o ânus e o escroto. Logo acima do períneo, a próstata está localizada na prateleira do músculo do pavimento pélvico e a compressão recorrente e crónica do períneo e da próstata é conhecida como fator agravante da PC/PCPS. Em alguns doentes, a almofada em forma de donut pode aliviar a compressão do períneo, o que se traduz no alívio dos sintomas. Nos doentes adultos com CP/CPPS, a profissão mais comum é a de taxista ou motorista de autocarro, programador informático, etc., e a compressão crónica recorrente é um fator tão importante na fisiopatologia e progressão da CP/CPPS. Outros locais de dor são os testículos, o pénis, a zona púbica, o escroto, o periânus, a zona suprapúbica, a parte interna da coxa, a zona inguinal e a região lombar. No resultado do nosso estudo, o local de dor mais comum nos doentes adolescentes foi os testículos.

Li et al. referiram que os sintomas miccionais predominantes na PC/PCPS dos adolescentes são comparados com os dos doentes adultos, mas os resultados do nosso estudo mostraram uma distribuição semelhante da dor e dos sintomas miccionais aos dos doentes adultos. Li et al. propuseram que a disfunção do pavimento pélvico fosse o resultado da própria PC/PCPS ou de stress mental e que pudesse causar obstrução uretral por constrição do músculo do pavimento pélvico, tal como expresso na interrupção do fluxo urinário e na baixa taxa de fluxo de urina, com micção em staccato. A situação clínica pode ser semelhante à da bexiga neurogénica não neurogénica (síndrome de Hinman), que é uma disfunção miccional adquirida que imita a dissinergia detrusor-esfíncter (DSD). Em situações crónicas, pode causar disfunção da bexiga e alterações morfológicas inicialmente expressas como hipertrofia do músculo detrusor. O detrusor é o músculo liso da bexiga e a contração deste músculo permite obter uma pressão intravesical adequada durante a micção. Para ultrapassar a obstrução urinária causada pela disfunção do pavimento pélvico, o músculo detrusor fica inicialmente mais espesso, mas mais tarde pode ser substituído por fibrose e podem seguir-se alterações irreversíveis da parede da bexiga, acabando por provocar uma contração fraca da bexiga e uma pressão intravesical inadequada, o que obriga a cateterização para urinar. Li et al. relataram uma estratégia de tratamento bem sucedida através do biofeedback dos músculos do pavimento pélvico. Trata-se de fisioterapia para tornar o músculo do pavimento pélvico mais sólido para não se contrair durante a micção. Em comparação com estes problemas de obstrução dos sintomas miccionais nos adolescentes, os doentes adultos têm geralmente sintomas miccionais dominantes de armazenamento. Nos doentes adultos com PC/CPPS, a frequência urinária, a urgência e a noctúria dos sintomas de armazenamento são mais comuns do que os sintomas de obstrução. Naturalmente, os doentes adultos podem ter hipertrofia benigna da próstata (HBP), bem como CP/CPPS. Por esta razão, selecionámos doentes adultos jovens no nosso estudo para excluir o efeito da HBP e para tratar apenas os sintomas de CP/CPPS. Sem o efeito da HBP, os doentes adultos com CP/CPPS têm predominantemente sintomas de armazenamento de domínios miccionais.

Avaliações

Recentemente, relatámos num artigo as caraterísticas da CPPS na adolescência. Neste estudo, revimos retrospetivamente as fichas clínicas dos doentes com dor pélvica crónica natural com menos de 20 anos de idade que sugeriam CP/CPPS e que foram finalmente diagnosticados e tratados como CP/CPPS. Inicialmente, tentámos um plano de estudo prospetivo, mas devido ao número muito reduzido de doentes que acabaram por ser diagnosticados como CP/CPPS do adolescente no departamento de urologia ambulatório, alterámos o plano de estudo para um estudo retrospetivo. Assim, é raro que os doentes adolescentes consultem o serviço de ambulatório devido ao diagnóstico de PC/PCS. Os doentes com pelo menos três meses de duração dos sintomas de dor pélvica crónica e sem outras anomalias ou doenças urológicas identificáveis foram considerados como critérios de inclusão indispensáveis. É muito importante, antes de diagnosticar CPPS em adolescentes, efetuar o processo de exclusão, porque muitas outras doenças podem imitar os sintomas de CPPS. Basicamente, todos os doentes devem ser submetidos a um exame de urina e a uma cultura de urina, não devendo ser confirmadas quaisquer anomalias. Para excluir anomalias do trato urinário, devem ser realizados exames radiológicos, como urografia intravenosa, ecografia ou tomografia computorizada (TC) do rim e do escroto. Em especial, os doentes devem ser submetidos a um teste de deteção de infecções sexualmente transmissíveis (IST) utilizando o teste sérico para a sífilis, a clamídia, o vírus da imunodeficiência humana (VIH) e o vírus do herpes. Se possível, deve ser efectuado um teste de reação em cadeia da polimerase (PCR) para deteção de *Trichomonas vaginalis, Mycoplasma hominis, Mycoplasma genitalium, Chlamydia trachomatis, Neisseria gonorrhea* e *Ureaplasma urealyticum*, e deve ser confirmado que não há nenhuma IST relacionada. Após a exclusão de outras possíveis doenças ou afecções que possam manifestar-se como sintomas semelhantes aos da PC, os doentes podem ser finalmente diagnosticados como PC/PCS. Podem ser examinados a história clínica completa e o exame físico minucioso, o questionário NIH-CPSI (National Institute of Health-Cronic Prostatitis Symptoms Index), a análise da secreção prostática expressa (EPS) ou do sémen, a ecografia prostática transrectal (TRUS) e o antigénio específico da próstata (PSA). Tal como nos doentes adultos, a avaliação da gravidade dos sintomas e o acompanhamento dos sintomas podem ser efectuados com o questionário NIH-CPSI. Com base nos resultados do EPS ou da análise do sémen, os doentes podem ser agrupados na categoria III-A (inflamatória) ou III-B (não inflamatória) da PC/PCS. Para além destas avaliações urológicas, muitos doentes com CP/CPPS podem sofrer de sintomas psicológicos, como depressão, ansiedade, etc. Para avaliar os sintomas psicológicos, podem ser utilizadas ferramentas de avaliação da escala de depressão e, se necessário, é desejável consultar a psiquiatria. O acesso multifatorial à gestão da PC/PCS é a principal tendência actualizada e, no período da adolescência, o stress psicológico pode ser potenciado.

Tratamentos

Basicamente, as ferramentas de tratamento para a PC/PCPS dos adolescentes não são diferentes das dos doentes adultos. No entanto, algumas formas de tratamento não devem ser utilizadas nos adolescentes, por exemplo, a finasterida, os antibióticos de quinolona e os tratamentos cirúrgicos. A finasterida pode impedir a maturidade masculina secundária e os métodos cirúrgicos são indesejáveis nos adolescentes. Neste grupo etário, são desejáveis ferramentas de tratamento conservador. Se a disfunção dos músculos do pavimento pélvico estiver presente, a fisioterapia para o pavimento pélvico pode ser uma boa estratégia. Tal como nos doentes adultos, o banho de assento quente pode aliviar os sintomas, mas nos doentes com disfunção do pavimento pélvico, pode ser necessário um tratamento mais específico, como o biofeedback, para aliviar os sintomas de forma mais eficaz. A tranquilização dos doentes é um aspeto fundamental do tratamento, uma vez que os sintomas psicológicos acompanham normalmente os sintomas da PC/PCPS, podendo ser necessária uma consulta de psiquiatria para efetuar este tratamento. Explicar aos doentes adolescentes que a PC/PCPS é uma doença benigna e que não se verificam resultados prejudiciais faz com que os doentes não sofram de medo de consequências imaginárias. A medicação tem um papel importante no tratamento da DC/PCS, mas nos doentes adolescentes não podem ser utilizados antibióticos do grupo das quinolonas devido ao receio de efeitos adversos na cartilagem. Nos adultos com CP/CPPS, os antibióticos de quinolona são o tratamento de eleição, porque os outros antibióticos não conseguem penetrar na próstata tão bem como a quinolona. Pode ser utilizado um agente bloqueador alfa do sistema nervoso autónomo simpático, tal como nos doentes adultos. Este agente relaxa a próstata e a micção pode ser mais confortável e tem algum papel, mesmo que os doentes não apresentem sintomas miccionais. Nos doentes adolescentes com PC/CPPS, seria desejável utilizar um bloqueador alfa mais específico do recetor ou da localização para excluir efeitos desconhecidos noutros órgãos ou sistemas em maturação. Os fármacos anti-inflamatórios são habitualmente utilizados na PC/CPPS e, nos doentes adolescentes, podem ser utilizados no período de indução do tratamento. O controlo da dor pode ser feito com gabapentina ou outros fármacos para controlo da dor e a dosagem é modulada de acordo com as alterações dos sintomas durante o acompanhamento. Nos sintomas irritativos da bexiga, são utilizados fármacos anti-colinérgicos para aliviar a frequência, a urgência, a noctúria e os sintomas de incontinência de urgência. Sabe-se que muitos tipos de alimentos agravam os sintomas da PC/CPPS e a maioria dos doentes já os experimenta. Existem variações individuais na lista de alimentos agravantes e a evicção de alimentos específicos pode ser feita de acordo com a experiência do doente. O álcool e o stress psicológico e físico são causas recorrentes ou agravantes bem conhecidas. A cafeína e os adoçantes artificiais também podem agravar os sintomas e, num relatório, a dieta de Krisiloff, sem estes alimentos irritantes, permitiu um alívio de 87% dos sintomas. Evitar a compressão perineal pode ser adotado como um método útil e seguro. Para o efeito, pode ser utilizada uma almofada em forma de donut e deve ser evitada a utilização de bicicletas e de cadeiras estreitas e duras. Em situações de emergência ou de forte passatempo de andar de bicicleta, recomenda-se a utilização de um assento largo ou de uma bicicleta equipada com um assento específico para a próstata. A ejaculação frequente pode ser considerada eficaz na drenagem de produtos inflamatórios da próstata inflamada. Esta crença levou os médicos a pensar que a massagem prostática frequente durante a visita ao hospital poderia melhorar os sintomas de PC/PCPS no passado, mas a ejaculação frequente não garante a melhoria dos sintomas, ao contrário das expectativas.

Comentários finais

Tal como os doentes adultos, a CPPS dos adolescentes é devastadora e tem um impacto grave na qualidade de vida. Em comparação com os doentes adultos jovens, os doentes adolescentes com CPPS com menos de 20 anos têm tendência a apresentar uma pontuação relativamente elevada de sintomas miccionais, sendo frequente o efeito sobre a depressão ou a ansiedade. Os doentes adolescentes com CPPS podem sofrer mais stress psicológico devido à sua adaptabilidade imatura e ao seu estado vulnerável. Por conseguinte, um estudo mais aprofundado sobre os CPPS adolescentes, incluindo a avaliação psicodinâmica, permitiria esclarecer esta perturbação pouco frequente mas importante.

Referências

1. Collins MM, Stafford RS, O'Leary MP, Barry MJ. How common is prostatitis? A national survey of physician visits. J Urol 1998;159:1224-8.

2. Litwin MS, McNaughton-Collins M, Fowler FJ Jr, Nickel JC, Calhoun EA, Pontari MA, et al. The National Institutes of Health Chronic Prostatitis Symptom Index: desenvolvimento e validação de uma nova medida de resultados. Chronic Prostatitis Collaborative Research Network (Rede de Investigação Colaborativa sobre Prostatite Crónica). J Urol 1999;162:369-75.

3. Tripp DA, Nickel JC, Pikard JL, Katz L. Chronic prostatitis-like symptoms in

African males aged 16-19 years. Can J Urol. 2012;19:6081-7.

4. Ferris JA, Pitts MK, Richters J, Simpson JM, Shelley JM, Smith AM. National prevalence of urogenital pain and prostatitis-like symptoms in Australian men using the National Institutes of Health Chronic Prostatitis Symptoms Index (Prevalência nacional de dor urogenital e sintomas semelhantes aos da prostatite em homens australianos utilizando o Índice de Sintomas de Prostatite Crónica dos Institutos Nacionais de Saúde). BJU Int 2010;105:373-9.

5. Hanks-Bell M, Halvey K, Paice JA. Pain assessment and management in aging. Online J Issues Nurs 2004;9(3):8-11.

6. Tripp DA, Nickel JC, Ross S, Mullins C, Stechyson N. Prevalência, impacto dos sintomas e preditores de sintomas semelhantes aos da prostatite crónica em homens canadianos com idades compreendidas entre os 16 e os 19 anos. BJU Int 2008;103:1080-4.

7. Crescimento estromal e epitelial da próstata durante a puberdade. De Klerk DP, Lombard CJ. Prostate. 1986;9:191-8.

8. Olapade-Olaopa E, Oluwabunmi E, Onawola K, Kayode A. Challenges for urology in subSaharan Africa in 2006 (Desafios para a urologia na África Subsariana em 2006). J Men's Health and Gender 2006;3(1): 109-16.

9. Jones LI, Pastor PN, Simon AE, Reuben CA. Use of selected nonmedication mental health services by adolescent boys and girls with serious emotional or behavioral difficulties [Utilização de serviços de saúde mental não medicamentosos selecionados por rapazes e raparigas adolescentes com graves dificuldades emocionais ou comportamentais]: Estados Unidos, 2010-2012. Resumo de dados do NCHS. 2014;163:1-8.

10. Li Y, Qi L, Wen JG, Zu XB, Chen ZY. Prostatite crónica durante a puberdade. BJU Int. 2006;98:818-21.

11. McNaughton-Collins M, Pontari MA, O'Leary MP et al. A qualidade de vida é prejudicada em homens com prostatite crónica. J Gen Intern Med 2001;16:656-62.

12. Tripp DA, Nickel JC, Landis R, Wang YL, Knauss JS. Predictors of quality of life and pain in chronic prostatitis/chronic pelvic pain syndrome: findings from the National Institutes of Health Chronic Prostatitis Cohort Study. BJU Int 2004;94:1279-82.

13. Nickel JC, Tripp DA, Chuai S et al. As variáveis psicossociais afectam a qualidade de vida dos homens diagnosticados com prostatite crónica/síndrome de dor pélvica crónica BJU Int 2008;101:59-64.

14. Magri V, Marras E, Restelli A, Wagenlehner FM, Perletti G. Multimodal therapy for category III chronic prostatitis/chronic pelvic pain syndrome in UPOINTS phenotyped patients. Exp Ther Med. 2015;9:658-66.

15. Collins MM, O'Leary MP, Barry MJ. Prevalence of bothersome genitourinary symptoms and diagnosis in young men on routine primary care visits. Urology 1998;52(3):422-7.

16. Wenninger K, Heiman JR, Rothman I, Berghuis JP, Berger RE. Sickness impact of chronic nonbacterial prostatitis and its correlates. J Urol 1996;155:965-8

17. Keltikangas-Jarvinen L, Mueller K, Lehtonen T. Illness behavior and personality changes in patients with chronic prostatitis during a two-year follow-up period. Eur Urol 1989; 16:1814.

18. Nickel JC, Nyberg LM, Hennenfent M. Research guidelines for chronic prostatitis: consensus report from the first National Institutes of Health International Prostatitis Collaborative Network. Urology 1999;54:229-33.

19. Brunner H, Weidner W, Schiefer HG. Estudos sobre o papel do Ureaplasma urealyticum e do Mycoplasma hominis na prostatite. J Infect Dis

1983;147:807-13.

20. Schaeffer AJ. Classificação (tradicional e do National Institutes of Health) e dados demográficos da prostatite. Urologia 2002;60:5-7.

21. Roth BJ, Cohen LG, Hallett M. O campo elétrico induzido durante a estimulação magnética. Electroencephalogr Clin Neurophysiol 1991;43:268-78.

22. Melzack R, Wall PD. Mecanismos da dor: uma nova teoria. Science 1965;150:971-9.

23. Litwin MS. A review of the development and validation of the National Institutes of Health Chronic Prostatitis Symptom Index. Urology 2002;60:14-9.

24. Galloway NT, El-Galley RE, Sand PK, Appell RA, Russell HW, Carlan SJ. Extracorporeal magnetic innervation therapy for stress urinary incontinence (Terapia de inervação magnética extracorporal para incontinência urinária de esforço). Urology 1999;53:1108-11.

25. Collins MM, Meigs JB, Barry MJ, Walker Corkery E, Giovannucci ZE, Kawachi I. Prevalência e correlações de prostatite na coorte de estudo de acompanhamento de profissionais de saúde. Urology 2002; 167(3): 1363-6.

26. Kusherov AK. Diagnóstico de prostatite em crianças. Pediatria 1992;2:52-5.

27. Tripp DA, Nickel JC, Ross S, Mullins C, Stechyson N. Prevalência, impacto dos sintomas e preditores de sintomas semelhantes aos da prostatite crónica em homens canadianos com idades compreendidas entre os 16 e os 19 anos. BJU Int 2008; 103(8): 1080-4.

28. Krieger JN, Nyberg L Jr, Nickel JC. NIH consensus definition and classification of prostatitis. JAMA 1999;282:236-7.

29. Ku JH, Kim ME, Paick JS. Quality of life and psychological factors in chronic

prostatitis/chronic pelvic pain syndrome (Qualidade de vida e factores psicológicos na prostatite crónica/síndrome de dor pélvica crónica). Urology 2005;66(4):693-701.

30. Liang CZ, Li HJ, Wang ZP et al. A prevalência de sintomas semelhantes aos da prostatite na China. J Urol 2009;182(2):558-63.

31. Tripp DA, Nickel JC, Landis R, Wang YL, Knauss JS. Predictors of quality of life and pain in chronic prostatitis/chronic pelvic pain syndrome: findings from the National Institutes of Health Chronic Prostatitis Cohort Study. BJU Int 2004;94(9): 1279-82.

32. Cheah PY, Liong ML, Yuen KH et al. Chronic prostatitis: symptom survey with follow-up clinical evaluation. Urology 2003;61:60-4.

33. Anderson RU, Wise D, Sawyer T, Chan C. Integration of myofascial trigger point release and paradoxical relaxation training treatment of chronic pelvic pain in men (Integração da libertação de pontos de gatilho miofasciais e treino de relaxamento paradoxal no tratamento da dor pélvica crónica nos homens). J Urol. 2005 Jul; 174(1): 155-60.

34. Schafer W, Abrams P, Liao L et al. Good urodynamic practices: uroflowmetry, filling cystometry, and pressure-flow studies. Neurourol Urodynam 2002;21:261-74.

35. Abrams P, Cardozo L, Fall M et al. The standardisation of terminology of lower urinary tract function: report from the Standardisation Sub-committee of the International Continence Society. Neurourol Urodyn 2002;21:167-78.

36. Moon TD. Questionnaire survey of urologists and primary care physicians' diagnostic and treatment practices for prostatitis. Urology 1997;50(4):543-7.

37. Ludwig M, Vidal A, Diemer T, Pabst W, Failing K, Weidner W. Chronic prostatitis/chronic pelvic pain syndrome: seminal markers of inflammation. World J Urol 2003;21:82-5.

38. Hu JC, Link CL, McNaughton-Collins M, Barry MJ, McKinlay JB. The association of abuse and symptoms suggestive of chronic prostatitis/chronic pelvic pain syndrome: results from the Boston Area Community Health Survey. J Gen Intern Med 2007;22(11): 1532-37.

39. Nickel JC, Downey J, Hunter D, Clark J. Prevalence of prostatitis-like symptoms in a population based study using the National Institutes of Health chronic prostatitis symptom index. J Urol 2001;165:842-5.

40. Ku JH, Kim ME, Lee NK, Park YH. Influence of environmental factors on chronic prostatitis-like symptoms in young men: results of a community-based survey. Urology 2001;58:853-8.

41. Hinman F Jr, Bauman FW. Lesões vesicais e ureterais causadas por disfunção miccional em rapazes sem doença neurológica ou obstrutiva. J Urol 1973;109:727-32.

42. Hinman F Jr. Bexiga neurogénica não neurogénica (síndrome de Hinman) - 15 anos depois. J Urol 1986;136:769-77.

43. Tripp DA, Nickel JC, Wang Y et al. A catastrofização e o repouso contingente da dor prevêem o ajustamento do doente em homens com prostatite crónica/síndrome de dor pélvica crónica. J Pain 2006;7(10):697-708.

44. Groutz A, Blaivas JG, Pies C, Sassone AM. Disfunção miccional aprendida (bexiga não neurogénica, neurogénica) em adultos. Neurourol Urodyn 2001;20:259-68.

45. Kaplan SA, Santarosa RP, D'Alisera PM et al. Pseudodyssynergia (contração do esfíncter externo durante o esvaziamento) incorretamente diagnosticada como prostatite crónica não bacteriana e o papel do biofeedback como opção terapêutica. J Urol 1997;157:2234-7.

46. Mehik A, Hellstrom P, Lukkarinen O, Sarpola A, Alfthan O. Increased intraprostatic pressure in patients with chronic prostatitis. Urol Res

1999;27:277-9.

47. Lobel B, Rodriguez A. Prostatite crónica: O que sabemos, o que não sabemos e o que devemos fazer! World J Urol 2003;21:57-63.

48. Porena M, Costantini E, Rociola W, Mearini E. O biofeedback cura com êxito a dissinergia detrusor-esfíncter em doentes pediátricos. J Urol 2000;163:1927-31.

49. Chin-Peuckert L, Salle JL. Um programa de biofeedback modificado para crianças com sinergia detrusor-esfíncter-disco: 5-year experience. J Urol 2001;166:1470-5.

50. McNaughton-Collins M, Pontari MA, O'Leary MP et al. A qualidade de vida é prejudicada em homens com prostatite crónica. J Gen Intern Med 2001 ;16(10):656-62...

51. Spitzer R, Kroenke K, Williams J. Validation and utility of a selfreport version of PRIME- MD. JAMA 1999;282(18): 1737-44.

52. Roberts RO, Lieber MM, Rhodes T, Girman CJ, Bostwick DG, Jacobsen SJ. Prevalência de um diagnóstico de prostatite atribuído por um médico: The Olmsted County study of urinary symptoms and health status among men. Urology 1998;51(4):578-84.

53. Roberts RO, Jacobson DJ, Girman CJ, Rhodes T, Lieber MM, Jacobsen SJ. Prevalence of prostatitis-like symptoms in a community based cohort of older men. J Urol 2002; 168(6): 2467-71.

54. Ejike CE, Ezeanyika LU. Prevalência de sintomas de prostatite crónica numa população adulta inquirida aleatoriamente de homens nigerianos que vivem na comunidade urbana. Int J Urol 2008;15(4):340-3.

55. Fall M, Baranowski AP, Fowler CJ, Lepinard V, Malone-Lee JG, Messelink EJ, et al. Orientações da EAU sobre dor pélvica crónica. Eur Urol 2004;46:681-

9.

56. Wenninger K, Heiman JR, Rothman I, Berghuis JP, Berger RE. Sickness impact of chronic nonbacterial prostatitis and its correlates. J Urol 1996;155:965-8.

57. Nickel JC. Prostatitis: myths and realities (Prostatite: mitos e realidades). Urology 1998;51:362-6.

58. Cho IR, Lee KC, Lee SE, Jeon JS, Park SS, Sung LH, et al. Resultado clínico da prostatite bacteriana aguda, um estudo multicêntrico. Korean J Urol 2005; 1034-9.

59. Krieger JN, Riley DE. Prostatite: qual é o papel da infeção. Int J Antimicrob Agents 2002;19:475-9.

60. Naber KG, Weidner W. Prostatite crónica - uma doença infecciosa? J Antimicrob Chemother 2000;46:157-61.

61. Pontari MA. Prostatite crónica/síndrome de dor pélvica crónica. Urol Clin North Am 2008;35:81-9.

62. Nickel JC, Nigro M, Valiquette L, Anderson P, Patrick A, Mahoney J, et al. Diagnóstico e tratamento da prostatite no Canadá. Urology 1998;52:797-802.

63. Meares EM, Stamey TA. Padrões de localização bacteriológica na prostatite e uretrite bacterianas. Invest Urol 1968;5:492-518.

64. Drach GW, Meares EM, Fair WR, Stamey TA. Classificação das doenças benignas associadas à dor prostática: prostatite ou prostatodinia? J Urol 1978; 120:266.

65. Krieger JN, Egan KJ, Ross SO, Jacobs R, Berger RE. As dores pélvicas crónicas representam os sintomas urogenitais mais proeminentes da "prostatite crónica". Urolology 1996;48:715-22.

66. Goldstraw MA, Fitzpatrick JM, Kirby RS. Qual é o papel da inflamação na

patogénese do cancro da próstata? BJU Int 2007;99:966-8.

67. Pontari MA, Ruggieri MR. Mecanismo na prostatite/síndrome de dor pélvica crónica. J Urol 2004;172:839-45.

68. Hellstrom WJG, Schmidt RA, Lue TF, Tanagho. Disfunção neuromuscular na prostatite não bacteriana. Urology 1987;30:183-8.

69. Persson BE, Ronquist G. Evidence for a mechanistic association between nonbacterial prostatitis and levels of urate and creatinine in expressed prostatic secretion. J Urol 1996;155:958-60.

70. Shoskes DA, Berger R, Eimi A, Landis JR, Propert KJ, Zeitlin S; Grupo de Estudo da Rede de Investigação Colaborativa sobre Prostatite Crónica. Muscle tenderness in men with chronic prostatitis/chronic pelvic pain syndrome: the chronic prostatitis cohort study (Sensibilidade muscular em homens com prostatite crónica/síndrome de dor pélvica crónica: estudo de coorte de prostatite crónica). J Urol 2008;179:556-60.

71. Krieger JN, Riley DE, Roberts MC, Berger RE. Prokaryotic DNA sequences in patients with chronic idiopathic prostatitis. J Clin Microbiol 1996;34:3120-8.

72. Alexander RB, Ponniah S, Hasday J, Hebei JR. Elevated levels of proinflammatory cytokines in the semen of patients with chronic prostatitis/chronic pelvic syndrome. Urology 1998;52:744-9.

73. Han MC, Kim JS, Shim BS. Análise dos factores de risco relacionados com a progressão da prostatite crónica. Korean J Urol 2005;46:1040-5.

74. Bartoletti R, Cai T, Mondaini N, Dinelli N, Pinzi N, Pavone C, et al. Prevalência, estimativa da incidência, factores de risco e caraterização da prostatite crónica/síndrome da dor pélvica crónica em doentes ambulatórios de hospitais urológicos em Itália: resultados de um estudo observacional multicêntrico caso-controlo. J Urol 2007;178:2411-5.

75. Hennenfent BR, Feliciano AE. Alterações na contagem de glóbulos

brancos em homens submetidos a massagem prostática três vezes por semana, diagnóstico microbiano e terapia antimicrobiana para queixas geniturinárias. Br J Urol 1998;81:370-6.

76. Muller CH, Berger RE, Mohr LE, Krieger JN. Comparação de métodos microscópicos para a deteção de inflamação em secreções prostáticas expressas. J Urol 2001;166:2518-24.

77. Krieger JN, Jacobs R, Ross SO. Detetar a inflamação uretral e prostática em doentes com prostatite crónica. Urology 2000;55:186-92.

78. Nickel JC, Ardern D, Downey J. Cytologic evaluation of urine is important in evaluation of chronic prostatitis. Urology 2002;60:225-7.

79. Dennis LK, Lynch CF, Torner JC. Epidemiologic association between prostatitis and prostate cancer (Associação epidemiológica entre prostatite e cancro da próstata). Urology 2002:60:78-83.

80. Roberts RO, Bergstralh EJ, Bass SE, Lieber MM, Jacobsen SJ. Prostatitis as a risk fator for prostate cancer. Epidemiology 2004;15:93-9.

81. Cho IR, Chang YS, Roh JS, Jeon JS, Park SS. Alteração do PSA e do PSAD após tratamento com antibióticos em doentes com prostatite. Korean J Androl 2002;20:100-5.

82. Lee SO, Cho IR, Lee KC, Kim HS. Avaliação do antigénio específico da próstata sérico na prostatite subclínica: o papel da patologia da inflamação. Korean J Urol 2006;47:31-6.

83. Bozeman CB, Carver BS, Eastham JA, Venable DD. O tratamento da prostatite crónica reduz o antigénio específico da próstata no soro. J Urol 2002;167:1723-6.

84. Dimitrakov JD, Kaplan SA, Kroenke K, Jackson JL, Freeman MR. Management of chronic prostatitis/chronic pelvic pain syndrome: an evidence-

based approach. Urology 2006;67:881-8.

85. Benway BM, Moon TD. Prostatite bacteriana. Urol Clin North Am 2008;35:23-32.

86. Lee KC, Choi H, Park HS, Kim J J, Moon DG. Eficácia terapêutica da terapia magnética extracorporal na síndrome da dor pélvica crónica. Korean J Urol 2003;44:693-6.

87. Desireddi NV, Campbell PL,. Stern JA, Sobkoviak R, Chuai S, Shahrara S, et al. Monocyte chemoattractant protein-1 and macrophage inflammatory protein-1a as possible biomarkers for the chronic pelvic pain syndrome. J Urol 2008;179:1857-62.

88. Leskinen MJ, Kilponen A, Lukkarinen O, Tammela TLJ. Transurethral needle ablation for the treatment of chronic pelvic pain syndrome (category III prostatitis): a randomized, sham- controlled study. Urology 2002;60:300-4.

89. Lee KC, Jung PB, Park HS, Whang JH, Lee JG. Transurethral needle ablation for chronic nonbacterial prostatitis. BJU Int. 2002 Feb;89(3):226-9.

90. Kastner C, Hochreiter W, Huidobro C, Cabezas, Miller P. Cooled transurethral microwave thermotherapy for intractable chronic prostatitis - results of a pilot study after 1 year. Urology 2004;64:1149-54.

91. Yavascaoglu I, Oktay B, Sim§ek U, Ozyurt M. Role of ejaculation in the treatment of chronic non-bacterial prostatitis. Int J Urol 1999;6:130-4.

92. Nickel JC, Downey J, Pontari MA, Shoskes DA, Zeitlin SI. A randomized placebo- controlled multicentre study to evaluate the safety and efficacy of finasteride for male chronic pelvic pain syndrome(category IHA chronic nonbacterial prostatitis) BJU Int 2004;93:991-5.

93. Shoskes DA, Zeitlin SI, Shahed A, Raifer J. Quercetin in men with category III chronic prostatitis: a preliminary prospective, double-blind, placebo-

controlled trial. Urology 1999;54:960-3.

94. Lee KC, Cho IR. Chronic prostatitis/chronic pelvic pain syndrome in adolescents compared with that in young adults. Investig Clin Urol. 2017 Jul;58(4):267-70.

95. Lee AG, Choi YH, Cho SY, Cho IR. Um estudo prospetivo para reduzir a biópsia desnecessária da próstata em doentes com antigénio específico da próstata sérico elevado, tendo em conta a inflamação prostática. Korean J Urol. 2012;53:50-3.

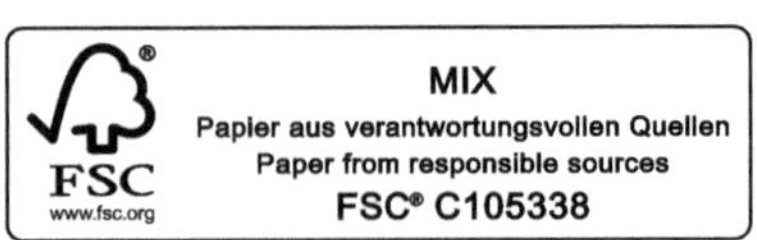

Printed by Books on Demand GmbH, Norderstedt / Germany